REGLES

ET

OBSERVATIONS

TRE'S-IMPORTANTES

Pour les perſonnes attaquées de Hernies.

REGLES
ET
OBSERVATIONS
TRÈS-IMPORTANTES

Pour les personnes attaquées de Hernies ; auxquelles on a joint une petite Dissertation sur l'usage des Bottines pour les enfans.

Par M. DEJEAN, reçu à S. Côme pour les Hernies ou Descentes.

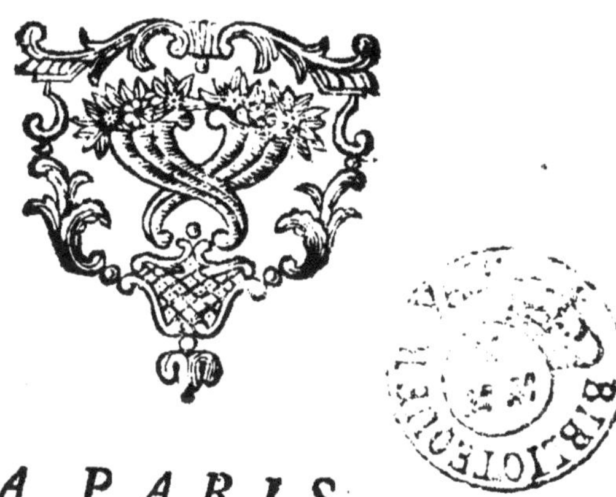

A PARIS.

Chez LAMBERT, Libraire, rue & à côté de la Comédie Françoise, au Parnasse.

M. DCC. LV.

Le Sieur DEJEAN, reçu à S. Côme pour les Hernies ou Descentes, demeure rue S. Germain l'Auxerrois près l'Arche-Marion.

AVANT-PROPOS.

DEpuis que je me ſuis attaché à la partie de la Chirurgie, qui concerne la guériſon des deſcentes, j'ai ſouvent remarqué que l'uſage des bandages ne produiſoit pas tout le bon effet qu'on devoit en attendre. Les Malades éloignés des ſecours, faute d'attention, quelquefois faute d'intelligence, ou ne prennent pas exactement leur meſure, ou ne détaillent point aſſez la nature de leur maladie, pour avoir un bandage qui leur ſoit convenable : ſouvent auſſi ils ignorent la façon de l'appliquer, ou la conduite qu'ils doivent tenir après l'application. Je me ſuis crû obligé de donner des inſtructions, qui m'ont paru abſolument néceſſaires, pour mettre les Malades en état de s'en ſervir avec ſuccès. J'ai donné des regles pour avoir un bandage, tel que le cas l'exige, dans toutes les eſpéces de Hernies. J'ai enſeigné la méthode de faire rentrer la deſcente, avant de le mettre, & celle de le bien appliquer, j'ai détaillé les inconvéniens qui ſurviennent après l'application, & j'ai inſtruit de la façon d'y remédier.

J'ai joint à la fin quelques obſervations ſur l'uſage des bottines pour les enfans : les effets qu'elles produisent journellement en ont fait connoître l'avantage : j'avoue qu'elles pourroient être inutiles, si on ne s'y prenoit das de bonne heure, mais l'expérience que j'en ai faite, en commençant dès le premier age, me détermine à en conseiller l'usage. J'y invite le Public avec d'autant plus de confiance, que, dans une infinité de cas, elles m'ont attiré l'estime des personnes de la premiere distinction.

Quoique j'aye eu principalement en vue ceux qui ne sont pas à portée de se faire visiter par un Chirurgien Herniaire expérimenté dans son art, je penſe que ce traité pourra être utile à toutes les perſonnes qui ſont dans le cas, & qu'on ne négligera pas d'y avoir recours.

REGLES
ET
OBSERVATIONS
TRE'S-IMPORTANTES

Pour les perſonnes attaquées de hernies.

Regle pour avoir un bandage convenable.

UNE perſonne attaquée de hernies, qui veut ſe faire faire un bandage, tel que ſa maladie l'exige ; doit envoyer à celui qu'elle a choiſi pour le faire, ſa meſure priſe exactement ſuivant la méthode qui va être preſcrite, & y joindre un mémoire qui inſtruiſe de l'eſpéce de la deſcente, & de la ſituation du malade.

Maniere de prendre la meſure dans les hernies inguinales & crurales.

On prendra la meſure avec du papier de la largeur d'un demi pouce, ou avec du petit ruban, ou du gros fil ou ficelle, dont la longueur ſoit ſuffiſante pour faire le tour du corps. On poſera ce papier par derriere, un pouce au-deſſus de la raye des feſſes, & on fera rejoindre les deux bouts un pouce au-deſſus de la verge, & de la grande fente de la partie naturelle, dans les femmes. On coupera la meſure à la groſſeur du corps.

On placera le papier plus ou moins haut ; à proportion de la grandeur & de la petiteſſe des ſujets.

Maniere de prendre la meſure dans les hernies inguinales & crurales lorſque le malade eſt maigre.

Si le malade eſt maigre, au point qu'il y ait un enfoncement à la partie ſupérieure de l'os de la cuiſſe, au deſſus du grand trochanter, il faut prendre la meſure de la façon ſuivante : on poſe un des bouts du papier ſur le milieu de la descente, & on continue jusqu'au milieu de cet enfoncement, on le marque sur le papier avec de l'encre, on fait ensuite le tour du corps, comme il a été prescrit, un pouce au-dessus de la raye des fesses, on fait rejoindre les deux bouts du papier sur la descente, & on le coupe en cet endroit. S'il y a deux hernies, on prendra la mesure de cet enfoncement du côté de la plus grosse, sans faire attention à l'autre ; si elles sont égales il est indifférent de quel côté on la prenne.

Maniere de prendre la mesure dans les hernies inguinales & crurales lorsque le malade est boiteux.

Si le malade est boiteux, il faut qu'il spécifie si son incommodité est du côté de la descente ou non ; si le grand trochanter & la partie supérieure de la cuisse sont peu ou beaucoup plus hauts qu'ils ne doivent être. Si la descente & l'incommodité sont du même côté, on mesurera la distance qu'il y a entre la tumeur herniaire & la partie supérieure de l'os, de la maniere qui a été indiquée à l'article précédent. S'il y a deux hernies

& que la plus grosse soit du côté boiteux, on prendra la mesure de ce côté; si c'est au contraire la moins grosse, on n'y aura aucun égard, & on prendra la mesure suivant la méthode générale.

Lorsqu'il y a deux descentes, il faut mesurer la distance qui se trouve entre les deux : cette mesure pour la plus grande régularité, doit se prendre du milieu de l'une au milieu de l'autre, suivant la largeur, à la sortie de l'anneau dans les hernies inguinales, car les crurales, ne s'éloignant point de l'endroit de leur passage, ne laissent rien à dire à cet égard.

Ce qu'il faut expliquer à l'égard de l'espece de la descente.

Avec cette mesure, il faut, comme je l'ai dit, envoyer une instruction sur l'espéce de la maladie; on spécifiera si la hernie est ancienne ou récente; en quel lieu précisément elle est; si c'est dans l'aine ou dans le pli de la cuisse; si elle est du côté droit ou du côté gauche; de quelle grosseur elle est; quelle figure elle a, c'est-à-dire si elle s'étend en longueur ou en rondeur; si elle rentre totalement ou en partie; dans ce dernier cas il faut marquer le volume de de ce qui reste sorti, & combien il y a de tems qu'elle ne rentre qu'en partie: afin de mettre à portée de juger du parti qu'on doit prendre.

Lorsque la hernie est au pli de l'aine, il faut distinguer si elle y reste fixe, ou si elle descend jusqu'à la moitié, ou jusqu'au bas de la bourse, & dans les femmes de la grande lévre.

S'il y a deux hernies, il faut marquer si elles sont d'égale grosseur, s'il y en a une plus grosse que l'autre, & de quel côté; si elles sont toutes deux dans le pli de la cuisse, ou toutes deux dans l'aine.

S'il y a une descente dans l'aine d'un côté, & dans le pli de la cuisse, ou par le trou ovalaire du côté opposé, ou une dans le pli de la cuisse & une dans l'aine du même côté; si il y a hydropisie dans les bourses, ou quelque maladie au testicule; je ne puis donner de regles sûres pour ces cas particuliers; le Malade ne peut se dispenser de se faire voir à un Chirurgien Herniaire, dont l'expérience soit connue pour ces différentes maladies, & les bandages qui leur sont propres. Si on s'adreſſe à moi, je ſatisferai les Malades dans ces occaſions.

Ce qu'il faut expliquer à l'égard de l'état du Malade.

On aura attention de marquer ſi le ſujet eſt gras ou maigre, s'il y a excès dans l'un ou l'autre de ces états; s'il eſt robuſte ou non; s'il touſſe, mouche, ou éternue fort ou ſouvent; s'il fait des efforts pour aller à la ſelle; à quelle eſpéce d'exercice il eſt occupé, quel âge il a; ſi c'eſt une femme, il faut ſçavoir ſi elle eſt enceinte ou non; ſi c'eſt un enfant on marquera s'il eſt net de jour & de nuit.

Il y a des perſonnes qui ont l'os ſacrum plus aplati que les vertebres des lombes, & d'autres qui l'ont bien plus élevé en dehors; on marquera quelle eſt la conformation du Malade à cet égard, car ſouvent faute d'en avoir été inſtruit, il arrive que le Malade ne peut faire reſter ſon bandage en place, & qu'alors il ne peut pas remplir l'intention.

Maniere de prendre la meſure dans les hernies du nombril.

On prend la meſure pour les hernies umbilicales, en poſant le papier par derriere, vis-à-vis la partie ſupérieure de l'os des hanches, & faiſant rejoindre les deux bouts ſur le milieu de la hernie. Si elle ne rentre pas du tout, on la meſurera d'un côté à l'autre & de haut en bas avec un des bouts du papier ; on marquera d'encre la hauteur & la largeur, en diſtinguant l'une de l'autre par la lettre H. pour la hauteur, & L. pour la largeur.

Si la tumeur ne rentre qu'en partie, on marquera la groſſeur de ce qui reſte ſorti, & combien il y a d'années qu'elle ne rentre pas tout-à-fait; on obſervera ſi elle eſt peu ou beaucoup élevée ; s'il y a pluſieurs tumeurs, ou s'il n'y en a qu'une ; ſi elle ſe termine en longueur ou en rondeur ; ſi elle eſt au milieu ou à la circonférence du nombril, & quelle partie elle en occupe ; ſi le nombril eſt plus bas qu'il ne doit être, ou non ; s'il eſt enfoncé peu ou beaucoup, ou ſi au contraire il eſt ſaillant ; ſi le ventre n'eſt pas plus gros au-deſſous qu'au deſſus du nombril, ou s'il eſt d'égale groſſeur partout.

Maniere de prendre la mesure dans les hernies ventrales.

Pour ce qui est des hernies ventrales, on marquera l'endroit du ventre qu'elles occupent; la mesure se prend pour ces hernies comme pour les umbilicales, & on peut d'ailleurs suivre pour elles la même méthode.

Maniere de prendre la mesure dans celles de l'estomac.

Pour prendre la mesure dans les hernies de l'estomac on pose le papier par derriere vis-à-vis l'endroit de la hernie, on fait rejoindre les deux bouts sur cet endroit, en lui faisant faire le tour du corps. Ces hernies ne sont jamais plus grosses que le pouce.

Maniere de prendre la mesure dans les descentes de matrice & de vagin.

Pour les descentes de matrice & de vagin, on prend la mesure du corps de la même maniere que pour les hernies dans l'aine.

La malade spécifiera si l'entrée de la partie naturelle est dans l'état qu'elle doit être, c'eſt-à-dire s'il n'y a point eu de déchirement ; elle marquera la groſſeur de ſa deſcente ; ſi elle ſort au-dehors, ou ſi elle ne paſſe pas l'ouverture de la partie ; ſi la deſcente eſt ſeulement formée par le vagin, ou ſi la matrice y eſt compriſe ; on dira auſſi ſi on a de la difficulté à uriner, & ſi on ſent des douleurs dans les reins ou dans les aines, ce qui arrive très-ſouvent à cauſe du tiraillement des ligamens.

Maniere de prendre la meſure dans les chutes de fondement, & pour les hémorrhoïdes.

Les perſonnes incommodées d'une chute de fondement, ou d'hemorrhoïdes qui ſont à l'extérieur, & qui voudront y remédier par un bandage, prendront la meſure de leur corps, comme pour les hernies dans l'aine, & marqueront la groſſeur des hemorrhoïdes : dans la chute du fondement, on dira à quel point il tombe. On aura l'attention de marquer ſi l'anus eſt peu ou beaucoup enfoncé, ce qui varie dans différens ſujets.

Si les hémorrhoïdes ne ſortent que quand on va à la ſelle, & ſi le fondement ne tombe auſſi que dans ce cas, quand je parlerai de la maniere de poſer le bandage, je ferai la deſcription d'un bourlet que j'ai inventé, qui eſt d'une grande commodité pour cela.

Comment il faut s'y prendre, pour faire rentrer les hernies.

Je crois n'avoir rien obmis dans les regles que je viens de preſcrire. mais il ne ſuffit pas que le malade ait pris toutes les meſures néceſſaires, pour avoir un bandage propre à ſa maladie, il lui faut encore bien des précautions pour retirer tout l'avantage qu'il en eſpere ; il faut faire rentrer totalement la deſcente, & bien appliquer le bandage après la réduction ; je vais inſtruire de quelle façon on doit s'y prendre, pour parvenir à l'un & à l'autre.

Maniere de faire rentrer les hernies inguinales.

Si la hernie eſt récente & facile à rentrer, il faut que le malade ſaiſiſſe la tumeur avec une ou les deux mains, & qu'il fasse, de bas en haut, des mouvemens demi-circulaires de droite à gauche & de gauche à droite.

Si la hernie est grosse & difficile à rentrer, il se couchera sur le dos, les fesses soulevées, les genoux ployés, & que les cuisses ne soient écartées, qu'autant qu'il est nécessaire pour la liberté du mouvement des mains. Le Malade, dans cette position prendra la tumeur près de l'anneau avec les doigts & le pouce de la main droite, si la descente est à droite, & de la gauche si elle est à gauche; il la serrera assez, en suivant la direction oblique de l'anneau, pour la diminuer de volume en cet endroit & rendre sa grosseur proportionnée à la dilatation de l'anneau; de l'autre main, il saisira toute la tumeur par dessous, & faisant les mouvemens demi-circulaires, toujours de bas en haut, il procurera la rentrée de sa descente.

Si ces moyens sont insuffisans, le Malade, pour dégager les excrémens qui se trouvent dans l'anneau, tirera la tumeur en en-bas, & la fera sortir plus ou moins suivant la nécessité, ce qui ſe fait aiſément, quand on a eu ſoin de relever la peau autant qu'il a été poſſible, il recommencera enſuite la précédente manœuvre : j'ai toujours vû que cet expédient facilite beaucoup la rentrée des parties.

Maniere de faire rentrer les hernies crurales.

Si la hernie eſt dans le pli de la cuiſſe, le Malade la ſaiſira avec une ou les deux mains ; il fera les mouvemens demi-circulaires, & avancera profondément, en ſe portant vers l'arcade des muſcles du bas ventre en en-haut; il ſerrera les doigts, à meſure qu'il ſentira rentrer l'inteſtin, & continuera juſqu'à ce que tout ſoit replacé : il faut tenir la main ſur l'ouverture de la hernie, & ne la retirer que lorſque le bandage ſera appliqué, de crainte que quelque mouvement ne la faſſe reſſortir.

Maniere de faire rentrer les hernies du nombril.

Pour faire rentrer la hernie umbilicale, & la hernie ventrale, qui ſe replace de la même maniere, il suffira, si elle n'est pas difficile, ce qui arrive le plus communément, sans se coucher, de la saisir avec le bout des doigts d'une ou des deux mains; on fera faire à la tumeur des mouvemens demi-circulaires, de gauche à droite & de droite à gauche, en déterminant l'action de haut en bas vers le ventre : si elle est difficile, il faut être couché, la tête & la poitrine élevée, & les genoux ployés pour faire cette manœuvre.

Si les Malades ne peuvent eux-mêmes parvenir à la réduction de ces hernies, il sera très-important d'appeller sans délai les personnes de l'Art, pour vaincre les difficultés.

Pour faire rentrer les hernies de l'estomac, de la matrice & du vagin, les chutes de fondement, & les hémorrhoïdes.

La hernie de l'estomac rentre toujours facilement; il n'est question que de faire quelques mouvemens avec un ou deux doigts; celle de la matrice & du vagin, la chute du fondement, & les hémorrhoïdes rentrent aussi sans la moindre difficulté.

Maniere d'appliquer le bandage dans les hernies inguinales & crurales.

Après avoir indiqué la méthode de replacer les parties, je vais instruire les Malades de celle de bien poser le bandage.

Quand on est parvenu à la réduction totale de la descente, le Malade, s'il est couché doit s'élever le derriere en s'appuyant sur les talons & sur les épaules; dans cette position, après avoir présenté son bandage du côté où il doit être appliqué, il le prend de la main du même côté près de la pelote, qu'il place exactement sur l'ouverture qui livre passage à la descente : dans les hernies crurales, la tumeur indique assez l'endroit où il faut placer la pelote, mais dans les inguinales il faut observer ce qui suit.

Variations dans les inguinales.

Si la pelote est longue, son extrêmité inférieure doit être placée un pouce au-dessus & à côté de la verge aux hommes, & de la grande fente aux femmes, ce qu'on varie cependant à proportion de la grandeur des ſujets & de la dilatation de l'anneau ; & dans les enfans la diſtance ne doit être que d'un demi pouce, on a égard auſſi à leur âge, & au progrès qu'ils font en grandeur.

Les pelotes rondes doivent s'enfoncer dans le ventre en repouſſant devant elles l'anneau & les parties qui le recouvrent, leur éloignement de la verge, & de la grande fente doit être de deux pouces, même de deux pouces & demi;au reſte on varie ſuivant la différente groſſeur de la pelote & la grandeur des ſujets car toutes ces diſtances ne doivent pas être meſurées au compas, on peut ſans danger s'écarter de quelques lignes.

Je ne puis trop recommander aux Malades de s'appliquer à connoître l'ouverture par où paſſe la deſcente, pour y placer bien exactement la pelote : il ne faut pas croire parceque la hernie tombe plus bas que l'anneau, qu'il ſoit néceſſaire de porter la preſſion auſſi bas qu'elle deſcend ; cette preſſion ne doit ſe faire que ſur l'endroit du paſſage préciſément.

Suite de l'application des bandages.

La pelote étant placée comme je viens de dire, on fera paſſer le bandage autour du corps en le mettant par derriere un pouce au-deſſus de la raye des feſſes, & même un pouce & demi lorſqu'il eſt beaucoup coudé : j'entends par un bandage coudé, lorſque la courbure qui commence à un pouce environ de la pelote, eſt plus étendue & plus ceintrée, ce qui fait que la pelote incline plus vers le bas, & le reſte du cercle vers le haut.

Pendant qu'une main retient la pelote aſſujettie, on prend de l'autre la ſous-cuiſſe, qui eſt placée par derriere & ſur le côté du bandage ; on la fait paſſer par deſſous la cuiſſe, & on vient l'attacher au petit crochet qui eſt ſur la plaque au moyen des trous qui ſont à ſon extrémité : ceux qui ont beaucoup de ventre, & dont la deſcente n'eſt pas difficile à retenir peuvent ſe paſſer de ſous-cuiſſe.

On reprend enſuite la ceinture du bandage auprès du fer ; en le tirant on fait gliſſer la main dans toute ſon étendue pour le mieux ajuster sur le corps & on l'attache au même crochet toujours par dessus la sous-cuisse.

Les bandages doubles s'appliquent de la même maniere, la pelote qui est continue au cercle étant placée, l'autre se place naturellement.

Si la peau du bandage est trop longue, & qu'elle empêche qu'on ne puisse le serrer, on la coupera, & l'on trouvera dans ceux que je fais, au cuir qui est dessous cette peau, des trous qui mettront à portée de le serrer autant qu'il sera nécessaire.

Lorsqu'il sera question de resserrer le bandage, & de rajuster la pelote sur l'ouverture qu'elle doit boucher, on suivra ce qui a été dit ci-dessus.

Remarques.

Dans les hommes qui ont les fesses plates, le bandage ne se trouvant point soutenu par derriere tombe facilement. Pour éviter cet inconvénient, lorsqu'on m'en aura instruit, je joindrai au bandage une petite bandelette de toile ou de ruban, dont les deux bouts seront cousus ensemble, pour faire une espéce de bandouliere, que le Malade mettra ſur la peau; je mettrai au bandage une boucle par derriere à laquelle on attachera le cuir qui ſera à l'extrémité de cette bandouliere; & on aſſujettira par ce moyen le bandage ſans que le Malade en ſoit nullement gêné. Les femmes qui ſont dans ce cas, ne pouvant ſe ſervir de bandouliere, à cauſe de la gorge, y ſupléeront par une bandelette couſue en dedans de leur corſet, vis-à-vis la boucle du bandage, & on attachera la bandelette à cette boucle, à travers une ouverture qu'on fera exprès à la chemiſe.

Pour appliquer un bandage à un enfant, on ſuit les mêmes regles, en gardant les proportions dont j'ai parlé; on prend, pour le mettre, le tems qu'il eſt tranquille, & qu'il ne crie pas. On regardera ſouvent ce qui ſe paſſe deſſous la pelote; ſi l'endroit où elle eſt placée s'échauffe, il faut le baſſiner de vin tiéde avec un linge fin, & enſuite mettre deſſus une petite compreſſe trempée auſſi dans le vin; après quoi on replacera la pelote, ayant l'attention de ſerrer un peu moins le bandage: ſi le cercle occaſionne une petite rougeur autour du corps, il faut le placer un peu plus haut ou plus bas qu'il n'étoit.

Maniere d'appliquer le bandage dans les descentes umbilicales.

La réduction faite dans les hernies umbilicales, on appliquera la pelote sur l'ouverture qui donnoit passage à la hernie; le malade s'élevera le ventre en s'appuyaut sur les épaules & sur les talons; il passera le bandage autour de son corps ayant grand soin de le placer sur la partie supérieure des hanches, & non pas entr'elles & les fausses côtes; car comme en cet endroit il n'y a point d'os qui puisse en soutenir la pression; il se feroit un enfoncement sur chaque côté du ventre, ce qui incommoderoit fort, surtout les femmes & les personnes grasses: quoiqu'en plaçant la ceinture de cette façon, elle ne soit pas directement vis-à-vis la pelote, ce déplacement ne l'empêchera pas de remplir les vûes qu'on se propose: on attachera le bandage à un ou deux crochets qu'on trouvera sur la plaque.

Remarques.

Si le nombril eſt enfoncé, que le ventre ſoit ferme & d'égale groſſeur, le bandage ſera ſtable ; ſi au contraire il eſt molaſſe & plus gros au-deſſous du nombril qu'au deſſus, le bandage aura du penchant à remonter : on empêchera cet inconvénient, par le moyen d'une ceinture de futaine ou de toile large d'un pouce & demi, qu'on fera paſſer par derriere au-deſſus de la raye des feſſes, & par devant au bas du ventre ; il y aura à cette ceinture une petite bande qui viendra s'attacher ſur la plaque à une boucle ou à un crochet, au moyen des trous qu'il y aura ; ſi c'eſt un crochet, on aura ſoin d'y attacher la petite bande avant la ceinture, afin qu'elle la retienne.

Si le ventre eſt plus gros au-deſſus du nombril qu'au deſſous, le bandage aura du penchant à tomber ; je donnerai dans ce cas un ſcapulaire dont on ſe ſervira de cette façon : on paſſera la tête à travers l'ouverture de ce ſcapulaire, & un des bouts étant couſu au milieu de la ceinture par derriere, l'autre bout paſſera ſur le milieu de la poitrine & viendra s'attacher par devant à une boucle ou un crochet, comme il a été dit ci-dessus. Les Dames pourront faire couvrir de rubans ce qui est en vue & lui feront imiter un collier ou une palatine ; dans le cas qu'elles ne voulussent pas de scapulaire, elle pourront se servir d'un Y fait de toile, dont les deux branches seront attachées par derriere au corset avec deux boutons, & la queue de l'Y passera entre la gorge & viendra s'attacher par devant comme le scapulaire.

Maniere d'appliquer le bandage dans les hernies de l'estomac.

Dans les hernies de l'estomac, ayant posé la pelote sur l'ouverture, on passera le bandage par derriere, sur les dernieres des fausses côtes, & onl'accrocherasurla plaque;il est nécessaire de le contenir avec le scapulaire dont nous venons de parler, & on ne peut y suppléer par l'Y, parceque la ceinture peut tomber par derriere ; si on apperçoit de la rougeur à l'endroit de la pelote, on mettra dessous une compresse qu'on renouvellera de tems en tems.

Maniere de poſer le peſſaire.

Dans la deſcente de matrice & de vagin, avant d'appliquer le peſſaire à tige, je ne parle point des autres, parce que je ne conſeille jamais de s'en ſervir, en ce qu'ils ſont inſuffiſans : avant, dis-je, de l'appliquer, la Malade mettra la ceinture de toile ou de futaine, à laquelle doivent s'attacher les quatre petites bandes qui le tiennent en place, par derriere, au-deſſus de la raye des feſſes, & par devant un peu au-deſſus de la fente de la partie naturelle ; elle l'arrêtera au moyen du bouton & de la boutonniere qui ſont aux deux bouts ; après quoi étant couchée, & ayant la tête & la poitrine un peu élevés, & les genoux ployés elle fera rentrer ſa deſcente ; elle écartera d'une main les grandes levres, & après avoir trempé le peſſaire dans l'huile, elle le préſentera un peu obliquement, par le haut de la tige, à l'ouverture du vagin, & en appuyant ferme vers le fondement, elle l'enfoncera : les bandes les plus petites ſe boutonneront par devant, ſur les côtés de la ceinture, & les plus longues par derriere.

Il ſera facile d'ôter le peſſaire toutes les fois qu'on le jugera à propos, & on aura ſoin de le nétoyer ſouvent ; on étuvera les parties de tems en tems avec du vin chaud ; quand on aura beſoin de lâcher de l'eau, on écartera les petites bandes de devant, de peur qu'elles ne ſe mouillent, & on les renouvellera de tems en tems afin qu'elles ſoient toujours propres.

Maniere de poſer le bandage dans les chutes de fondement.

Qúant à la chute de fondement, lorſqu'on l'aura remis, & qu'on aura fait rentrer les hémorrhoïdes s'il y en a, on placera ſur l'os ſacrum la petite plaque ſur laquelle eſt le reſſort, on mettra la ceinture, & on la bouclera ſur l'os pubis ; on appliquera enſuite le champignon d'ivoire ſur le fondement, & on le fixera par le moyen des deux courroies qui ſont en devant, & des deux boucles qui ſont ſur les côtés de la ceinture, auſſi en devant.

Deſcription d'un bourlet.

J'ai dit ci-deſſus que j'ai inventé un bourlet d'une grande commodité, pour empêcher que le fondement & les hémorrhoïdes ne tombent en allant à la ſelle, quand ces chutes ne ſont point habituelles, & qu'elles ne ſe font que dans ce tems là : ce bourlet conſiſte en un champignon placé ſur une planche & percé d'un trou ſuffiſamment grand pour laiſſer paſſer les matieres : le Malade mettra cette planche ſur la chaiſe de commodité, & ſe poſera de façon que le fondement ſoit directement vis-à-vis le trou du champignon ; il aura ſoin de s'élever un peu en s'appuyant ſur les mains quand il ſentira que les matieres ſe préſentent, pour permettre à l'anus de ſe dilater.

Raiſons de porter le bandage.

Quoique la néceſſité de porter un bandage, dans toutes les eſpéces de hernies, ſoit ſuffiſamment connue, je me crois obligé de détailler les principales raiſons qui engagent à en faire uſage, & les dangers auxquels chaque hernie

hernie en particulier expoſe, en ne les faiſant pas, avec tous les ſoins & les précautions que j'ai preſcrites.

Dans les hernies inguinales, le bandage arrêtera le progrès de la maladie, qui pourroit ſans ſon ſecours devenir d'une groſſeur énorme, & faire traîner une vie ennuyeuſe & languiſſante; il mettra le Malade en pleine liberté de manger tout ce qui flattera ſon goût, de marcher, de monter à cheval, &c. ce qu'il ne pourroit faire, s'il n'en portoit point, ſans s'expoſer à de grands accidens; le bandage lui épargnera les douleurs de colique; il le préſervera de l'étranglement & de l'adhérence des parties, qui très-ſouvent ont de funeſtes ſuites, telles que de violentes douleurs, des vomiſſemens, & même quelquefois la mort; il pourra même procurer la guériſon radicale, ce qui eſt prouvé par l'expérience, non-ſeulement dans les enfans, mais dans les grandes perſonnes, & même d'un âge fort avancé: j'ai appliqué un bandage à un homme âgé de plus de 60 ans, pour une hernie inguinale qui deſcendoit juſqu'au bas des bourſes; après qu'il l'eut porté un an, à la vérité avec toute l'attention poſſible, je fus étonné de le voir en état de pouvoir s'en passer; il ne s'en sert actuellement que très-peu, & simplement par précaution, & n'a pas la moindre apparence de hernie. Cet exemple, & une infinite d'autres que je pourrois citer, doivent encourager les Malades à ne rien négliger des attentions, même des plus petites, pour se débarrasser d'un fardeau d'autant plus fatiguant, qu'il expose à des suites très-dangereuses.

Il y a dans les hernies crurales les mêmes accidens à craindre, à l'exception du progrès de la tumeur, dont la grosseur est limitée à un certain point. Les bornes que je me suis prescrites ne me permettent pas d'expliquer la cause de ces limites, j'en dirai les raisons dans un traité plus étendu que je compte donner dans la suite. Je ne puis, dans ces hernies, flatter les Malades de l'espérance d'une guérison radicale, je n'en ai guéri, ni vû guérir aucune; & quoiqu'il y ait des gens qui prétendent pouvoir guérir ces sortes de maladies, & même toutes les espéces de hernies par des emplâtres & des remedes intérieurs, je conseille fort aux Malades de ne pas ſe laiſſer ſéduire par ces fauſſes promeſſes, il leur en coûteroit bien des peines & des frais, & je ſuis aſſuré que ce ſeroit ſans fruit; le ſeul remede qui puiſſe s'oppoſer aux accidens, eſt inconteſtablement le bandage, & l'expérience prouve qu'il eſt indiſpenſable de s'en ſervir.

Les hernies du nombril peuvent, comme les inguinales, devenir d'une groſſeur conſidérable, il y a auſſi les coliques à craindre & tout ce que j'ai décrit: les enfans en guériſſent aſſez communément par le moyen du bandage, mais dans les adultes ces hernies ne ſe guériſſent jamais radicalement, & ce que j'ai dit des crurales, doit s'appliquer à celles-ci.

Dans la chûte de matrice & de vagin, il y a bien des raiſons de porter un peſſaire; il remédie aux douleurs qui ſe font ſentir dans les aines & les reins, il arrête le progrès de la maladie qui peut cauſer des accidens, ou au moins des incommodités conſidérables; car la matrice ayant abandonné ſa place pour deſcendre plus bas, les parties des inteſtins qu'elle ſoutenoit ſuivent ſa chûte & preſſent le fond de la veſſie; cette preſſion fait uriner involontairement, au moindre effort ſoit en touſſant, ſoit en mouchant, &c ; outre cela, le vagin & la matrice ſe montrant au-dehors de l'ouverture de la partie naturelle, l'urine tombe deſſus, & cauſe de vives cuiſſons ; ſi la matrice ou le vagin, par leur chûte rempliſſent cette ouverture, le canal de l'uretre peut en être comprimé, alors la Malade aura beaucoup de difficulté à uriner, & lorſqu'elle voudra le faire, elle ſera forcée de repouſſer ces parties ; ſi même ce déplacement dure long-tems, la gangrene peut s'en ſuivre. Tous ces accidens peuvent être produits par la chûte du vagin ſeul.

Les incommodités que cauſent la chûte de fondement & les hémorrhoïdes extérieures, font aſſez connoître les raiſons de porter un bandage pour y remedier.

Inconvéniens qui ſurviennent après l'application du bandage.

Je vais expliquer actuellement les inconveniens qui peuvent ſurvenir après l'application du bandage, & les moyens d'y remédier ; ces inconvéniens peuvent naître de la nature de la descente, de l'état du Malade & des changemens qui s'y font, de ses occupations, du bandage même, & des habillemens du Malade.

Inconvéniens de la nature de la hernie.

La descente de l'epiploon est plus difficile à retenir que celle du boyau, en ce qu'elle est formée par un angle de l'épiploon qui se termine en pointe, auquel parconséquent il faut moins d'espace pour se glisser par dessous la pelote qu'au boyau qui se présente toujours en forme de globe : cette hernie arrive le plus souvent au côté gauche.

Plus l'anneau est dilaté, & la hernie grosse, plus on aura d'obstacles à surmonter, pour retenir les parties après les avoir replacées.

Le Malade remédie à ces inconvéniens par le bandage en observant ce qui suit : on le porte continuellement sans le quitter un instant ni jour ni nuit ; on se couche du côté opposé à la hernie, ou du côté de la moins grosse, s'il y en a deux : parceque si le Malade étoit couché ſur le côté de la deſcente les matelats feroient une preſſion ſur le cercle, ce qui pourroit éloigner la pelote de l'endroit qu'elle doit comprimer ; d'ailleurs étant couché ſur le côté opposé, on éloignera des anneaux les parties qui formoient ſa deſcente. On doit auſſi pour cette raiſon faire faire ſon lit de façon que le derrière & les piés ſoient élevés ; le Malade appuyera ſa main ferme ſur la pelote lorſqu'il ira à la ſelle, ou qu'il touſſera, ſe mouchera, éternuera, s'aſſeoira, ſe relevera, ſe baiſſera, ou qu'il prendra quelque choſe hors de ſa portée ; il évitera autant qu'il ſera poſſible de faire des efforts, il ne s'aſſeoira que ſur des chaiſes hautes, parceque quand le ſiége eſt bas la pelote s'éleve, & s'éloignant de l'ouverture elle peut permettre aux parties de gliſſer par deſſous ; en outre les muſcles feſſiers ſont affaiſſés & ne rempliſſent plus exactement le cercle du bandage, & parconſéquent la pelote ne comprime pas aſſez ; il ne faut jamais ſe mettre à genoux par terre, mais avoir ſimplement le genou à demi ployé ſur une chaiſe.

S'il ſurvient quelque maladie, on

avertira de la hernie le Medecin ou le Chirurgien , & si le cas exige quelque vomitif, le Malade aura grand soin dans le vomissement d'appuyer sa main sur la pelote.

On n'est point assujetti à toutes ces attentions lorsque les cas ne sont point épineux, & que le bandage remplit bien les vues qu'on se propose.

Inconvéniens de l'état du Malade & des changemens.

L'état du Malade produit aussi des inconvéniens; les personnes grasses font ordinairement plus d'efforts en se mouchant, toussant, &c. Je proportionnerai alors la force du bandage à l'embonpoint du Malade. Les intestins étant plus minces dans les personnes maigres, se modelent plus facilement à l'ouverture, & peuvent plus aisément glisser dessous la pelote, au moindre effort; outre cela l'anneau & les parties voisines, étant dépourvues de graisse, n'y opposent que peu de résistance; les personnes qui sont dans ce cas, auront les attentions que j'ai prescrites. Ceux enfin qui de gras deviennent maigres, & de maigres deviennent gras, & ceux qui grandissent, seront obligés, pour retirer de leur bandage l'avantage qu'ils en espérent, de l'élargir ou de le ressetrer; ce qu'ils feront de la maniere que j'enseignerai en parlant des inconvéniens qui naissent de la part du bandage.

Il arrive souvent que quelques jours après l'application du bandage, le cuir prête & s'allonge, & la garniture s'aplatit; dans les personnes grasses la ceinture s'imprime sur la peau, & fait une espece d'affaissement à la circonférence du corps, ce qui fait qu'il devient trop lâche; il faut alors le resserrer de quelques points, de la façon que j'ai enseignée en parlant de la méthode de placer le bandage.

Ceux qui sont resserrés du ventre, auront soin de le tenir libre par des lavemens, ou quelques legers purgatifs; si cela ne leur étoit pas possihle, quand ils iront à la selle ils resserreront leur bandage, ils ne s'asseoiront sur le siége de commodité qu'à demi, & dans les efforts qu'ils feront, ils auront l'attention d'appuyer la main ferme sur la pelote; si tout cela est insuffisant pour retenir la descente, il faut absolument qu'ils restent au lit pendant quinze jours, pour donner le tems aux parties qui font la hernie de ſe faire une place dans le ventre, & au bandage de ſe mouler ſur le corps.

La groſſeſſe empêche auſſi quelquefois le ſuccès du bandage ; les femmes groſſes qui ſeront dans quelque cas épineux prendront les précautions que j'ai décrites, & redoubleront leurs attentions quand elles ſeront en travail d'enfant.

Il ſera facile à ceux qui ſont mariés de trouver, dans le tems des approches, une ſituation commode pour ne ſe pas gêner, ni leurs femmes, ſans quitter le bandage.

Inconvéniens des occupations du Malade.

Les exercices du Malade & ſes occupations peuvent mettre obſtacle à l'effet du bandage : ceux qui ſont obligés d'aller ſouvent à cheval, avant d'y monter, le ſerreront d'un point ou deux, ſuivant la néceſſité ; ils s'appercevront, lorſqu'ils ſeront montés qu'il ne ſerre pas trop ; ils éviteront les grandes ſecouſſes en montant & en deſcendant de cheval.

Quelque régulier que ſoit un bandage, rien ne le rend plus inſuffiſânt que la ſituation des Tailleurs ſur leur établi ; quand la deſcente eſt difficile à retenir, il faut abſolument qu'ils travaillent ſur une chaiſe haute, juſqu'à ce qu'on ſoit parvenu à la faire reſter dans le ventre.

Inconvéniens de la part du bandage.

Il y a plu ſieurs inconvéniens occaſionnés par le bandage, qui viennent de la part du fer ou de la pelote ; le cercle peut ſerrer plus dans un endroit que dans un autre, ou trop dans toute ſon étendue, ce qui gêne beaucoup : pour remédier à cela, on l'élargira de la façon que je vais indiquer. On le ſaiſira des deux mains, la main droite vers la pelote ſi elle eſt du côté droit, & la gauche ſi c'eſt du côté gauche ; on aura la face externe du fer tournée vers ſoi, & le bas de la pelote vers le bas ; les pouces feront en dehors pour ſervir de point d'apui : la main la plus éloignée de la pelote étant ſur l'endroit qui gêne agira pour l'écarter, en ménageant la force de l'action ; car, faute de ce ménagement ; on pourroit caſſer le fer, ou lui faire prendre un faux ply, ce qui lui feroit perdre ſes juſtes proportions ; ſi le cercle eſt trop étroit dans toute ſon étendue, on fera gliſſer les mains ſur toute ſa circonférence, & les pouces de l'une & de l'autre main ſoutiendront le poids de l'action.

Le fer peut auſſi ne pas ſerrer aſſez, ſoit que le Malade par quelque effort l'ait fait écarter ou par quelqu'autre cauſe ; pour y remédier, ſi le bandage eſt à droite, on appuyera la pelote ſur la poitrine, l'extrémité inférieure vers le bas, & la main gauche étant près d'elle, la droite prendra le fer, plus ou moins vers ſon extrémité, ſuivant l'endroit qu'on voudra reſſerrer ; à meſure que cette main agira, le pouce qui ſera en dedans ſoutiendra l'effort, pour qu'il ne ſe faſſe que par dégrés & avec ménagement, de peur de caſſer le fer ou de lui faire prendre un faux ply : ſi le bandage eſt à gauche ce ne ſera point la pelote mais l'extrémité du fer qu'on appuyera ſur la poitrine, & les deux mains changeant réciproquement de poſition, ce ſera toujours la droite qui resserrera, comme je viens de le dire.

Si le fer du bandage est trop fort pour qu'on puisse l'élargir de cette façon, on l'empoignera par le dedans avec les deux mains, & on employera toutes leurs forces à l'élargir, mais toujours avec les mêmes ménagemens que j'ai conseillés ; les doigts opposeront par dehors une résistance proportionnée, ce qui empêchera que la force des mains ne puisse rompre le bandage ou lui faire prendre de faux ply : on pourra même si on a besoin de plus de force, s'appuyer sur les genoux, mais en tenant toujours les mains si serrées l'une près de l'autre que le bandage ne puisse pas toucher au genou. Pour ce qui est de le resserrer, quelque fort qu'il soit, la méthode que j'ai enseignée sera toujours suffisante.

Si la pelote n'avance point assez vers l'os pubis, il faudra allonger la partie du cercle qui embrasse la hanche ; pour cela on empoignera la pelote d'une main, & de l'autre cette partie, & les deux pouces servant en dehors de point d'appui, comme quand il est question d'élargir le cercle, les mains feront les mêmes efforts & avec les mêmes ménagemens : si au contraire elle avance trop, on la reculera en diminuant la longueur du cercle dans ce même endroit qui embrasse la hanche ; si la pelote est du côté droit ; on la prendra par dehors avec la main gauche, & la main droite saisira le cercle, le pouce en dedans posé tout près de la pelote ; les deux mains rapprochant ainsi le cercle & la pelote l'une de l'autre, le pouce soutiendra le poids de l'action & en ménagera la force. Dans les bandages du côté gauche, on prendra la pelote de la main droite, & le pouce étant en dedans fera la même résistance que dans ceux du côté droit. On allongera & racourcira le cercle plus ou moins suivant le besoin, & on augmentera la force de l'action à proportion de celle du bandage.

Si la pelote est trop petite, ce qui peut arriver faute d'avoir bien expliqué au Chirurgien Herniaire le volume de la descente, on mettra dessous pour y suppléer une compresse plus ou moins pliée en doubles, suivant la nécessité.

Dans les bandages doubles ; la premiere pelote eſt celle qui eſt continuë au cercle, & l'autre s'appelle la ſeconde. Si la premiere ne comprime point aſſez, & que ce ſoit à cauſe du trop de largeur du cercle, on le reſſerrera comme je viens de dire au ſujet des bandages ſimples; ſi c'eſt parceque la ſeconde comprime trop, ce qui d'ailleurs incommoderoit fort le Malade; pour le bandage du côté droit on aura le dehors des pelotes tourné vers ſoi, & on ſaiſira la premiere de la main gauche, & la ſeconde de la droite, ayant les pouces en dehors ſur le fer qui eſt entre les deux; les mains porteront leur force en dehors, & le pouce de la droite en ſoutiendra le poids: dans les bandages à gauche, les deux mains changeront réciproquement de pelote & le pouce de la droite fera toujours la même fonction. Quand c'eſt la derniere pelote qui ne comprime point aſſez, ſi le bandage eſt à droite, on prend cette pelote en dehors avec la main gauche, & la droite ſaiſit la premiere auſſi par dehors, le pouce ſur le dedans du fer d'entre les deux pelotes, pour ſoutenir auſſi l'action des mains, dont la force se portera en dedans de la même maniere qu'elle se porte en dehors dans l'autre cas ; pour le côté gauche les mains changent de pelote ; & le pouce de la droite soutient toujours le poids de l'action.

Cette méthode de resserrer & élargir les bandages, doit s'entendre des petits comme des grands, toute proportion gardée, car dans les petits, on a moins de résistance à vaincre, & le dedans de la main gauche suffit pour servir de point d'apui, quand il s'agit de resserrer le bandage on n'a pas besoin d'appuyer le cercle ni la pelote sur la poitrine.

Si le bas de la pelote comprimoit trop, de la main droite on prendra le cercle pour l'assujettir, & de la gauche on empoignera fortement la pelote par sa partie inférieure, & on jettera cette partie en dehors ; & si au contraire elle ne comprime pas assez, on jettera cette partie en dedans plus ou moins suivant le besoin. Dans les bandages du côté gauche on assujettit le cercle avec la main gauche, & la droite jette le bas de la plaque en dehors ou en dedans.

J'ai tâché par la description que je

viens de faire des différentes manieres de rajuster les bandages, de rendre aisée la manœuvre propre à remédier aux différens inconvéniens qu'ils produisent ; s'il y a quelque chose d'obscur dans cette explication, les Lecteurs qui y seront intéressés y suppléeront facilement ; je me suis un peu étendu sur cette manœuvre, parcequ'il n'arrive que trop souvent qu'on ignore le moyen de se soulager, & que faute de savoir corriger les petits défauts d'un bandage, les Malades, surtout ceux qui sont éloignés de celui qui l'a fait ; s'exposent à de dangereux événemens.

Inconvéniens de la part des habillemens.

Les habillemens, enfin, mettent aussi un obstacle à l'effet du bandage : il ne faut point être serré dans ses habits, car alors toutes les parties du bas ventre étant plus gênées leur propre poids les entraîne vers le bas, principalement dans l'inspiration, & en toussant, se mouchant, &c. On aura soin de se faire faire des culottes assez hautes du devant & du derriere pour que la ceinture soit au-dessus du bandage ; qu'elles ſoient larges, & qu'elles ayent beaucoup de fond. Si le poids de la culotte faiſoit tomber le bandage, on prendra le parti de porter des bretelles.

Dans les enfans un corps trop juſte, ou mal fait, s'oppoſe au ſuccès du bandage, ſurtout quand on a de la peine à retenir la hernie, s'il eſt trop juſte, il faut le ſerrer peu ; s'il eſt mal fait & que les baſques ne ſoient pas moulées à l'éminence des feſſes, il faut rompre ces baſques en dehors, pour qu'elles ne frottent pas continuellement ſur le bandage, ce qui le feroit deſcendre, & l'empêcheroit de retenir la hernie; s'il deſcend pour quelque cauſe que ce ſoit, il faudra coudre un ruban par le milieu proche des œillets du corps, à deux pouces de diſtance du bandage, on paſſera un des bouts de ce ruban deſſous le cercle à travers une boutonniere qu'on fera exprès à la chemiſe, & on le nouera avec l'autre bout par deſſus le bandage, à la hauteur qu'on jugera à propos.

Cauſes de la guériſon dans les hernies inguinales.

Après avoir preſcrit des regles pour

retiter du bandage tout l'avantage qu'on en eſpére, il me reſte à expliquer les cauſes de la guériſon radicale, qu'il procure très-ſouvent dans les hernies inguinales. La nature aidée par un bandage qui retient exactement toutes les parties dans le bas ventre, replace ces parties, & les fixe à la fin, ſi l'action de ce bandage a été conſtante ſans aucune interruption; c'eſt ce que l'expérience prouve; je vais eſſayer de donner des raiſons de cette guériſon.

Les parties en ſortant du bas ventre prolongent le peritoine dans l'endroit où il les enveloppe; ce prolongement ſe nomme ſac herniaire; ce ſac une fois ſorti, n'a plus aſſez de poids pour rentrer, & ne rentre jamais; la pelote du bandage faiſant ſur lui une preſſion exacte & conſtante, par ſucceſſion de tems y produit un gonflement. Ses vaiſſeaux étant alors plus remplis de liqueur que dans l'état naturel, & leurs parois plus dilatées, leurs pores laiſſent échaper des ſucs glutineux qui ſe figent, ſe lient enſemble, & par la ſuite acquierent un même dégré de ſolidité que les vaiſſeaux d'où ils ſe ſont échapés; ce qui fait que les parois du ſac, que la preſſion de la pelote a raprochées l'une de l'autre ſe collent & ne laiſſent plus de vuide, alors le ſac au lieu de ſervir à recevoir les parties, devient un corps compacte & dur qui bouche l'anneau & s'oppoſe à leur paſſage.

On ne peut pas douter que toutes nos parties n'ayent une force élaſtique qui tend à ſe reſſerrer à meſure que la cauſe qui les dilatoit ceſſe d'agir ou diminue; l'anneau & le ſac herniaire, ceſſant d'être dilatés par la ſortie des parties, ſe rétréciſſent, ce rétréciſſement joint à ce que je viens de dire peut produire une ſeconde cauſe de guériſon.

La hernie une fois rentrée, les parties replacées peuvent prendre de l'accroiſſement, & leur volume étant augmenté, & l'anneau d'ailleurs rétréci; ces deux cauſes jointes au changement du ſac herniaire concourent à la guériſon radicale de la deſcente.

Les parties qui formoient la hernie étant exactement retenues, pendant un certain tems, dans le ventre, peuvent contracter une adhérence avec celles ſur leſquelles elles ſont appuyées, ou l'inteſtin peut ſe mêler avec les autres qui n'ont jamais ſouffert de dérangement, il ſe trouve alors ſoutenu, & pour ainſi dire embaraſſé par eux, ainſi n'étant plus abandonné à ſon propre poids, il ne ſe préſentera plus à l'anneau pour former la hernie.

Dans les perſonnes maigres, l'anneau étant dépourvû de graiſſe, & le cordon ſpermatique ayant peu de groſſeur ; les parties, qui de leur côté ſont très-minces peuvent paſſer entre les pilliers de l'anneau, d'autant plus aiſément que ſes fibres ſont trop foibles pour leur oppoſer une réſiſtance ſuffiſante ; ſi on replace ces parties, & qu'on les retienne dans leur ſituation naturelle pendant long-tems, le tempérament peut ſe bonifier, le malade peut engraiſſer, alors les fibres de l'anneau étant plus forts, les pilliers empêcheront la ſortie de la hernie, ce qui n'auroit pû arriver ſi on avoit négligé de porter ſcrupuleuſement un bandage.

Il eſt bien ſenſible que toutes ces cauſes peuvent procurer une guériſon radicale, mais je ne m'étendrai pas davantage ſur ce ſujet ; je n'ai ajouté ce raiſons, que m'a fourni mon expérience, que pour prouver la néceſſité de l'uſage du bandage, & pour encourager les malades par l'eſpérance.

Je n'ai eu deſſein dans tout cet Ouvrage que de mettre les perſonnes qui ſont éloignées des Chirurgiens-Herniaires, à portée de pouvoir ſe faire faire des bandages bien proportionnés à leur état, & de ſe procurer par leur moyen le ſoulagement qu'ils doivent produire. Je m'eſtimerai heureux, ſi, par cette courte inſtruction, je rends au Public le bon office que mon zele m'a fait ſouhaiter de lui rendre.

Fin des Obſervations ſur les bandages.

OBSERVATIONS
SUR L'USAGE
DES BOTTINES.

AVANT de finir ce petit traité, qu'il me ſoit permis de dire quelque choſe, pour faire revenir le Public ſur le préjugé qu'il s'eſt formé, à l'occaſion des bottines dont on ſe ſert pour les enfans qui ont le genou, la jambe, ou le pied tournés en dehors ou en dedans; j'inſtruirai auſſi de la maniere de prendre la meſure pour les avoir bien ajuſtées aux jambes, & qui ne gênent point l'enfant.

Bien des perſonnes qui avoient déſaprouvé l'uſage de ces bottines, ont reconnu, par les effets qu'ils en ont vû, combien eſt fauſſe la prévention dans laquelle ils étoient, & combien elles ſont néceſſaires. Les jambes de l'enfant n'étant point aſſez fortes pour réſiſter au poids du corps, l'os principal ſe fléchira dans l'endroit & du côté où il y aura moins de résistance ; ou si l'os de la jambe est assez fort, les ligamens ou la capsule qui le tiennent assujetti avec l'os de la cuisse, peuvent être trop foibles & s'allongeront, d'où il arrivera qu'un genou, ou tous deux, se porteront en dedans ou en dehors, mais ce dernier cas est assez rare : quelquefois le genou se fléchit sur le devant & jette toute l'articulation en arriere : il y a enfin des enfans qui ont une disposition à marcher sur le côté externe, même sur le dessus du pié.

Tout le monde sent qu'il est important de travailler de bonne heure à détruire ces mauvaises dispositions ; car on ne peut plus y remedier quand l'enfant en grandissant a acquis plus de fermeté ; le seul moyen d'y réussir est d'ajuster sur la jambe une bottine qui la tienne droite, & dans la situation où elle doit être ; elle fait en ce cas l'effet d'un pieu dont se servent les gens de la campagne, pour tenir assujetti un jeune arbre, & l'empêcher de se courber, soit qu'il y soit disposé naturellement, ou qu'il puisse y être forcé par un grand vent : la bottine retiendra les parties dans leur poſition naturelle, & fera qu'à meſure qu'elles végéteront, elles ſe redreſſeront, & deviendront par la ſuite en état de bonne conformation ; les parens n'auront pas le déſagrément de voir leurs enfans mal tournés & ridicules, & leur éviteront les railleries inſultantes auxquelles ils ſeroient en butte, ſi on n'avoit pas remédié à leur difformité.

Maniere de prendre la meſure.

Pour avoir des bottines bien ajuſtées, il faut envoyer la meſure de la jambe de l'enfant, priſe ſur la longueur de cette façon. On poſe un bout de papier au bas du talon en dedans, & on vient le couper ſur le milieu du genou. On inſtruira de quelle eſpece eſt l'incommodité : il faudra dire ſi c'eſt le genou qui ſe porte en dedans, ou en dehors, ou en arriere; ſi c'eſt le droit ou le gauche ; ſi la jambe incommodée eſt plus ou moins longue que l'autre, & ſi elles étoient toutes deux incommodées, on décrira en quel état eſt chacune d'elles, on expliquera ſi c'eſt c'eſt l'os de la jambe qui ſe fléchit en dedans ou en dehors ; & en ce cas on meſurera l'éloignement qu'il y a du talon au commencement de la difformité, & on le marquera d'encre ſur le papier, auſſi bien que la longueur de cette difformité : ſi c'eſt le pié qui a une mauvaiſe poſition, on ſpécifiera en quoi il s'éloigne de l'état naturel, & on enverra la longueur du ſoulier de l'enfant ; On dira quel âge il a ; s'il jouit d'une bonne ſanté ou non ; & s'il n'a point de difformité dans le corps des autres os, afin de mettre en état de juger ſainement du parti qu'il faut prendre.

Maniere d'appliquer la bottine.

Pour appliquer la bottine il faut coucher, ou faire aſſeoir l'enfant ſur le bord d'une chaiſe, & lui chauſſer d'abord le ſoulier qui y eſt attaché ; on mettra toujours la branche la plus haute en dehors, & par là on évitera de ſe tromper de côté ; la jambe étant bien au milieu des deux branches, & les ronds placés ſur chaque côté du genou, on fera paſſer les cuirs qui ſont à la branche externe par deſſous la jambe, & enſuite deſſus l'autre branche ; on fera le tour, & on les attachera aux crochets qui ſont ſur la branche externe :

on en fait de même aux cuirs d'enhaut ; ayant ſoin de les paſſer dans les brides.

Remarques.

Les bottines auront tout le ſuccès qu'on peut déſirer ſi l'enfant les porte jour & nuit, ce qui n'incommode en rien, & ne le gêne point ; en hiver on lui chauffe bien les piés, avant de le coucher, & on les remet après. On aura ſoin que ſes bas ſoient longs & montent juſqu'au haut de la cuiſſe, afin que les bottines ſoient remplies partout & ne le bleſſent point. Si l'enfant n'eſt pas net, on mettra entre ſes jambes un linge aſſez épais pour empécher que l'urine ne gâte les côtés de la bottine : s'il avoit l'habitude de retirer ſon pié du ſoulier, on paſſera les deux bouts d'un ruban dans deux trous qu'on fera au quartier par derriere ; ce ruban paſſant deſſus les chevilles par deſſous les branches de la bottine, viendra ſe nouer ſur le devant de l'empeigne, après l'avoir fait paſſer par deux trous qui y ſeront faits à ce deſſein.

Il y a un autre moyen de retenir le pied, qui convient ſur tout quand les enfans ont de la diſpoſition à marcher ſur le côté externe, ou ſur le deſſus du pied : j'ajouterai pour cela deux rubans, dont les deux bouts paſſeront à travers deux trous, qui seront sur le côté du quartier en bas : quand le pied de l'enfant sera dans le soulier, on lui mettra autour de la jambe par bas, un autre ruban qui viendra se nouer par devant, après avoir passé à travers les anses que les deux premiers rubans feront, & on nouera les deux autres sur les trous du quartier, en serrant les nœuds plus ou moins suivant le besoin.

Il faut examiner la façon dont les souliers sont attachés à la bottine, afin que quand ils seront usés, d'en pouvoir remettre d'autres de la même maniere. S'il y a un étrié, on aura grand soin, quand le cuir qui le couvre commencera à s'user, d'en faire remettre un autre promptement, afin de le conserver.

Quand on sera obligé d'allonger les bottines, pour leur faire suivre le progrès de l'aggrandissement de l'enfant, dans les bottines que je fais, les deux fers qui forment la branche inférieure, étant attachés ensemble par une vis de chaque côté, on les démontera au moyen d'un petit tournevis, & on replacera les vis dans un autre trou au-dessus.

On pourroit, je pense, obvier quelquefois à ces difformités, en n'abandonnant les enfans que très-légerement sur leurs jambes ; c'est pourquoi il eſt eſſentiel que ce ſoient toujours des perſonnes raiſonnables qui les faſſent marcher ; il eſt dangereux auſſi de les laiſſer long-tems devant une chaiſe, comme on fait quand ils commencent à ſe ſoutenir, parce que les jambes ou les ligamens du genou n'étant point aſſez forts, peuvent céder au poids du corps, & occaſionner des difformités : il faut auſſi que les Nourrices ayent grande attention, en les portant ſur les bras, de leur appuyer toujours la tête & le corps ſur la poitrine, pour éviter qu'ils ne ſe jettent en dehors : il ne faut pas les porter toujours du même côté, mais changer de bras de tems en tems.

J'eſpere que le Public me ſçaura gré de l'envie que j'ai eue de lui être utile, en lui faiſant part de mes obſervations, qui font l'objet de cet Ouvrage ; elles ſont le fruit de l'expérience que me fourniſſent chaque jour les maladies dont j'ai parlé : ſi les connoiſſances que j'ai acquiſes dans ces ſortes de maladies, m'ont attiré la confiance publique, je me flatte que mes ſoins & mes travaux me la feront mériter de plus en plus.

FIN.

TABLE

Fin de la Table.

APPROBATION.

J'Ai lû par ordre de Monseigneur le Chancelier un Manuscrit qui a pour titre : *Regles & Observations importantes pour les personnes attaquées de hernies* ; & je n'ai rien trouvé qui puisse en empêcher l'impression. A Paris ce 26 Juin 1755. SUE.

PRIVILEGE DU ROI.

LOUIS, par la grace de Dieu, Roi de France & de Navarre : A nos amés & féaux Conseillers les gens tenant nos Cours de Parlement, Maîtres des Requêtes ordinaires de notre Hôtel, Grand-Conseil, Prévôt de Paris, Baillifs, Sénéchaux, leurs Lieutenans Civils, & autres nos Justiciers qu'il appartiendra, SALUT. Notre amé le Sr. DEJEAN, Chirurgien Herniaire, Nous a fait exposer qu'il désireroit faire imprimer & donner au Public un Livre qui a pour titre : *Regles & Observations importantes pour les personnes attaquées de hernies*, s'il Nous plaisoit lui accorder nos Lettres de Permission pour ce nécessaires. A CES CAUSES, voulant favorablement traiter l'Exposant, Nous lui avons permis & permettons par ces Présentes de faire imprimer ledit Ouvrage autant de fois que bon lui semblera ; & de le faire vendre & débiter partout notre Royaume pendant le tems de trois années consécutives, à compter du jour de la date des Présentes. Faisons défenses à tous Imprimeurs, Libraires & autres personnes, de quelque qualité & condition qu'elles soient, d'en introduire d'impression étrangere dans aucun lieu de notre obéissance : à la charge que ces Présentes seront enregistrées tout au long sur les Registres de la Communauté des Imprimeurs & Libraires de Paris, dans trois mois de la datte d'icelles ; que l'impression dudit Ouvrage sera faite dans notre Royaume & non ailleurs, en bon papier & beaux caracteres, conformément à la feuille imprimée, attachée pour modéle sous le contre-scel des Présentes; que l'impétrant se conformera en tout aux Réglemens de la Librairie, & notament à celui du 10 Avril 1725; qu'avant de l'exposer en vente, le Manuscrit qui aura servi de copie à l'impression dudit Ouvrage, sera remis dans le même état où l'approbation aura été donnée ès mains de notre très-cher & féal Chevalier Chancelier de France le Sieur de LAMOIGNON, & qu'il en sera ensuite remis deux Exemplaires dans notre Bibliothéque publique, un dans celle de notre Château du Louvre, un dans celle de notre très-cher & féal Chevalier Chancelier de France, le Sieur de LAMOIGNON, & un dans celle de notre très cher & féal Chevalier Garde des Sceaux de France, le Sieur de MACHAULT, Commandeur de nos Ordres, le tout à peine de nullité des Présentes : Du contenu desquelles vous mandons & enjoignons de faire jouir ledit Exposant & ses ayant causes pleinement & paisiblement sans souffrir qu'il leur soit fait aucun trouble ni empêchement. Voulons qu'à la copie des Présentes, qui sera imprimée tout au long au commencement ou à la fin dudit Ouvrage foi soit ajoutée comme à l'original. COMMANDONS au premier notre Huissier ou Sergent sur ce requis de faire pour l'exécution d'icelles tous Actes requis & nécessaires, sans demander autre permission, & nonobstant clameur de Haro, Charte Normande, & Lettres à ce contraires : CAR tel est notre plaisir. DONNÉ à Compiegne le douzieme jour du mois d'Août, l'an de grace mil sept cent cinquante cinq: Et de notre Regne le quarantiéme. Par le Roi en son Conseil.

Signé LE BEGUE.

Registré sur le Registre treize de la Chambre Royale & Syndicale des Imprimeurs & Libraires de Paris N°. 556. Fol. 429 conformement au Reglement de 1723. qui fait défense article 4 à toutes personnes de quelque qualité qu'elles soient autres que les Imprimeurs, & Libraires de vendre, débiter & faire afficher aucuns Livres pour les vendre en leurs noms, soit qu'ils s'en disent les Auteurs ou autrement, & à la charge de fournir à la susdite Chambre neuf exemplaires prescrits par l'art. 108 du même Réglement. A Paris le 19 Août 1755.

DIDOT, Syndic.

De l'Imprimerie de BALLARD, seul Imprimeur du Roi pour la Musique, & Noteur de la Chapelle de Sa Majesté, rue Saint-Jean-de-Beauvais à Sainte Cécile. 1755.

www.ingramcontent.com/pod-product-compliance
Ingram Content Group UK Ltd.
Pitfield, Milton Keynes, MK11 3LW, UK
UKHW021646260726
13994UKWH00003B/1309